T.$\frac{No}{2}$
102

VALEUR THÉRAPEUTIQUE

DE LA

RÉSECTION DE LA SAPHÈNE

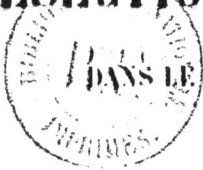

DANS LE TRAITEMENT DES VARICES

PAR

Émile ROUQUETTE

DOCTEUR EN MÉDECINE

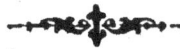

—⚜—

MONTPELLIER

IMPRIMERIE G. FIRMIN, MONTANE et SICARDI

Rue Ferdinand-Fabre et quai du Verdanson

1904

VALEUR THÉRAPEUTIQUE

DE LA

RÉSECTION DE LA SAPHÈNE

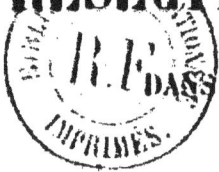

DANS LE TRAITEMENT DES VARICES

PAR

Émile ROUQUETTE

DOCTEUR EN MÉDECINE

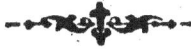

MONTPELLIER

IMPRIMERIE G. FIRMIN, MONTANE et SICARDI

Rue Ferdinand-Fabre et quai du Verdanson

1904

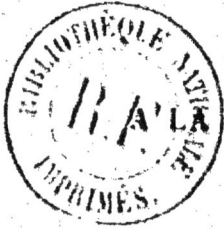

A LA MÉMOIRE DE MA MÈRE

A MON PÈRE

E. ROUQUETTE.

A M. LE PROFESSEUR CASTETS

DOYEN HONORAIRE DE LA FACULTÉ DES LETTRES

Profonde reconnaissance.

E. ROUQUETTE.

VALEUR THÉRAPEUTIQUE

DE LA

RÉSECTION DE LA SAPHÈNE

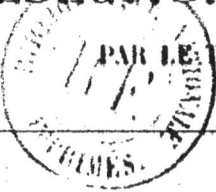

PAR LE TRAITEMENT DES VARICES

INTRODUCTION

Le sujet que nous nous proposons de traiter n'est point nouveau ; les travaux publiés sur les varices, leur traitement, sont très nombreux, et il est bien peu à y ajouter. Aussi n'avons-nous point la prétention d'apprendre rien d'inédit et le seul but que nous visions est, par une revue des résultats non seulement immédiats, mais surtout éloignés, de voir si la résection de la saphène interne donne une cure radicale et durable des varices.

Les avis sont si partagés encore à ce sujet, les uns admettant un bien-être temporaire pour les opérés, les autres affirmant une guérison complète, qu'il ne semble pas sans intérêt de reprendre la question. La valeur thérapeutique de l'intervention réside d'ailleurs toute dans ses résultats à longue durée.

Au début de ce travail, qui nous a été proposé par notre maître distingué, M. le professeur Reynès, chirurgien des hôpitaux de Marseille, nous ne nous dissimulions point les difficultés que nous aurions à retrouver les opérés d'il y a plusieurs années. Ce n'a même pas été sans une certaine déception, que nous avons constaté le peu de réponses aux nombreuses demandes que nous avions faites. Nous avons pu revoir quelques-uns des malades et juger de leur état.

Voici le plan de notre travail :

Historique ;

Anatomie du système veineux du membre inférieur;

Anatomie pathologique;

Indications à l'intervention ;

Traitement ;

Résultats et observations.

Que M. le professeur *Forgue* daigne accepter nos remercie-
ments pour le grand honneur qu'il nous fait de présider notre
thèse.

Qu'il nous soit permis de remercier le professeur *Reynès*, qui
nous a toujours secondé de ses conseils éclairés et s'est montré
le plus aimable des maîtres.

M. le professeur *Granel* a droit à notre entière reconnaissance; nous ne saurions oublier la bienveillance toute particulière qu'il nous a témoignée depuis notre arrivée à la *Faculté de
Montpellier*. Qu'il nous soit permis de lui présenter nos remer-
ciements respectueux.

A nos maîtres de l'*Ecole de Marseille*, où nous avons passé
la plus grande partie du temps de nos études, et à ceux de la
Faculté de Montpellier où nous les avons continuées, nous pré-
sentons l'expression de notre profonde gratitude.

HISTORIQUE

Dès les temps les plus éloignés, on s'est occupé de la question des varices. Douleur, gêne, coquetterie aussi pour quelques-uns, étaient des raisons suffisantes pour que l'on tente tous les traitements, palliatifs et radicaux pour se défaire de ces difformités. Aussi les procédés les plus divers ont-ils été tentés pour rémédier à ces maux.

Nous trouvons dans Plutarque un des cas les plus célèbres : il s'agit du consul romain Marius, qui, gêne, d'un côté, difformité d'un autre, les Romains de cette époque laissant leurs jambes à découvert, subit une intervention. Plutarque nous en fait le récit suivant (traduction d'Amiot) :

« Marius s'étant mis entre les mains des chirurgiens, car il avait les cuisses et les jambes pleines de grosses veines élargies et s'en faschant parce que c'était chose laide à voir, si bailla l'une de ses jambes au chirurgien pour y besogner, sans vouloir être lié comme on a coutume de le faire en cas semblables et endura patiemment toutes les extrêmes angoisses de la douleur, qu'il estait forcé qu'il sentit, quand on l'incisait, sans remuer, sans gémir, ni soupirer, avec un visage constant et assuré, sans jamais dire un seul mot ; mais quand le chirurgien ayant fait à la première, aussi voulait-il aller à l'autre, il ne voulut pas bailler disant : « Je vois que l'amendement ne vaut pas la dou-
» leur qu'il faut endurer. »

Celse brûlait avec le fer rouge les petites varices et pratiquait l'excision au bistouri pour les grosses. Paul d'Egine, au VIIe siècle, lie et résèque les veines variqueuses au-dessus du genou.

Fabrice d'Aguapendente, au XVIe siècle emploie et recommande la ligature d'Egine.

Ambroise Paré pratiquait la section entre deux ligatures ; il expose ainsi la façon dont il traitait les variqueux : « On coupe souventes fois la veine en dedans de la cuisse, un peu au-dessus du genouil, où, à la plupart, se trouve l'origine et production de la veine variqueuse, car communément plus bas, elle se divise en plusieurs rameaux, à raison de quoi l'opération est plus malaisée ; or, la cause pourquoy l'on incise, est à cette fin de couper le chemin et faire rempart au sang et autres humeurs contenues avec luy, qui abreuvent quelques ulcères estant aux jambes, ou pour défendre les humeurs qui fluent à icelles qui sont cause que le malade ne peut cheminer, ou par la crainte qu'on peut avoir que par quelque accident, la veine ainsi grandement estendue et dilatée, ne s'y fasse ouverture, laquelle serait cause d'un très grand flux de sang et causerait la mort du malade, s'il n'était pas promptement secouru. »

Marcus Aurelius Severinus pratique lui aussi la section, disant que les varices et ulcères disparaissent comme les plantes meurent quand on détourne le courant du ruisseau qui les alimente.

Dionis, dans son *Cours d'opérations de Chirurgie démontré au Jardin royal*, Paris, 1714, donne un excellent exposé du Manuel opératoire, et dit « qu'on peut lier ou exciser la veine entre deux ligatures ».

Evard Home traite les varices, comme les anévrismes, et emploie les ligatures à distance pour provoquer la coagulation du sang.

J.-L. Petit pratique l'excision totale de gros paquets variqueux enflammés et douloureux ; il agit de même lorsque le paquet variqueux apporte une gêne considérable au membre qui en est affligé. Lisfranc extirpe et résèque partiellement les veines variqueuses, mais voit trois de ses malades sur cinq succomber d'infection purulente.

Ces accidents jettent alors le froid parmi les chirurgiens et le discrédit sur ces opérations. Nous voyons alors Desault, Dupuytren, Vidal de Cassis, Michon, effrayés de ces redoutables complications, repousser l'extirpation et la résection. Seul, Rima ose tenter la résection des varices entre ligatures. Alors s'ouvre une ère nouvelle; à l'intervention sanglante, que les chirurgiens n'osent plus employer, succèdent les caustiques.

La cautérisation employée par Celse revient en honneur.

Bonnet et ses élèves reprennent les caustiques employés par Ambroise Paré, le perchlorure de fer, etc...

Valette les emploie avec succès parfois, mais souvent avec de graves inconvénients ; pour y obvier, il remplace le perchlorure par la liqueur iodo-tannique (qui avait été inventée en 1854 par Socquet et Guilermond).

Godivin se sert d'une solution phéniquée sans grands résultats.

Negretti et Bottini emploient le chloral à la dose de un quart à un demi gramme.

Englich et Marc Sée se servent d'alcool dilué en injections périveineuses.

Aux injections périveineuses, l'Ecole de Lyon substitue les injections intraveineuses, inspirées par les travaux de Pravaz sur le traitement des anévrismes, à l'aide d'agents coagulants.

Clavel, en 1837, et Pétrequin, en 1875, essayent la galvano-puncture, qui ne donne pas de bons résultats.

Ravoth, assimilant les varices aux varicocèles, préconise l'emploi d'un bandage. Ce procédé donne que'ques rares succès, mais il est abandonné sans tarder.

Ces procédés, simplement palliatifs, restèrent seuls employés jusqu'au jour où l'antiseptie et l'asepsie, permettant, sans crainte d'infection, les opérations les plus hardies, l'intervention sanglante revint en honneur. La ligature et l'excision, tombées dans l'oubli, réapparaissent, et reprennent leur place thérapeutique.

Lucas Championnière, en 1875, pratique la première ligature, telle que nous la comprenons aujourd'hui. Les autres chirurgiens français demeurent hostiles au procédé; nous trouvons encore signalés les dangers que fait courir au malade l'opération sanglante, dans la thèse de Verdier, de Paris, en 1883.

A l'étranger, Sital, Marschall, Davie Colley, pour l'Angleterre; Shede, Starke, Riesel, en Allemagne, font de larges incisions et obtiennent d'excellents résultats.

Madelung communique en 1884, au Congrès des chirurgiens allemands de Berlin, onze observations heureuses; Langenbuk, en échange, fait remarquer la fréquence des récidives.

Davat, dans une communication adressée à la Société de Chirurgie, reprend la question de la ligature médiate que Max Schede, en Allemagne, avait bien réglée. Le procédé Davat consiste à lier en S de chiffre, un fil jeté sur deux épingles placées en croix, l'une perpendiculaire au vaisseau, placée au-dessous, l'autre parallèle au vaisseau et perforant les parois veineuses, le tout à travers la peau. Ce procédé donna de très beaux succès; sur 68 malades ainsi traités, il n'y eut qu'un seul revers.

De tous côtés on proclame les heureux résultats de l'intervention sanglante:

Montaz, de Grenoble, rend compte des succès obtenus par la ligature. Cerné envoie à la Société de Chirurgie une observation remarquable. Reynier, Ricard, apportent de nouveaux faits. Quenu n'hésite pas à réséquer les veinules dans la névrite variqueuse du nerf sciatique. Tillaux se déclare partisan de l'opération. Rémy, dans divers articles, rapporte le résultat de ses opérations, et discute les suites à distance, de 19 de ses observations.

La méthode des injections, injections iodo-tanniques en particulier, n'est cependant pas oubliée complètement; elle a encore ses défenseurs; Delore, par exemple, chirurgien de la Charité de Lyon, en proclame la supériorité à la séance des 7 et 21 mai 1894, de la Société de Médecine de Lyon. On peut toutefois dire que l'intervention sanglante rallie la majorité des suffrages et est admise comme méthode de choix par les chirurgiens. Il en est peu, d'ailleurs, de nos jours, qui n'aient opéré des varices.

La résection reste le procédé de choix. Le mérite en revient à Trendelenburg qui, dans un mémoire remarquable paru en 1891, donne les raisons de cette intervention.

ANATOMIE DU SYSTEME VEINEUX
DU MEMBRE INFERIEUR

On peut diviser pour les membres, comme pour le reste de l'économie, le système veineux en superficiel et profond.

Les veines superficielles du membre inférieur forment sous la peau un plexus à larges mailles, d'une grande richesse.

Le pied ne possède sur sa face plantaire que des veines superficielles peu volumineuses, mais disposées en réseau très riche. La station debout de l'homme gênerait la circulation de retour. Les veines sont volumineuses et nombreuses, au contraire, à la face dorsale. Elles forment une arcade transversale à convexité dirigée du côté de la jambe. A la concavité de cette arcade veineuse, arcade dorsale du pied, aboutissent les veines dorsales des orteils, anastomosées entre elles, et les veines plantaires qui contournent de bas en haut les bords interne et externe du pied. De l'une et l'autre de ces extrémités, partent la veine dorsale interne et la veine dorsale externe.

Ces deux veines se portent l'une et l'autre obliquement en arrière et en haut, la dorsale externe devenant la *saphène externe*, et la dorsale interne, *saphène interne*. Ces deux veines sont les deux troncs auxquels aboutissent toutes les veines superficielles de la jambe et de la cuisse.

La veine saphène externe passe en arrière de la malléole

externe, longe pendant quelque temps le côté externe du ten-
don d'Achille, et vient se placer dans le sillon longitudinal des
deux jumeaux, et arrive ainsi jusqu'à la partie moyenne du
creux poplité. Là, elle s'infléchit, forme un coude, traverse
l'aponévrose superficielle et s'ouvre à la partie postérieure de la
veine poplitée. Au-dessous de l'aponévrose poplitée, la veine
saphène externe émet, dans la plupart des cas, un canal anas-
tomotique qui, se portant en haut en en dedans, contourne la
face interne de la cuisse, et vient s'ouvrir dans la saphène interne, un peu au-dessous de son embouchure dans la veine
fémorale.

La veine saphène externe est accompagnée, dans son trajet
ascendant, par le nerf du même nom. Elle reçoit de nombreuses veines transversales venant des téguments de la partie
postérieure ou externe de la jambe. La veine saphène fait suite
à l'arcade dorsale du pied, qui la relie à la veine dorsale. Elle
passe en avant de la malléole interne, longe la face interne de
la jambe, le côté interne du genou, et la face antéro-interne de
la cuisse, jusqu'à 3 ou 4 centimètres au-dessous de l'arcade
fémorale. Là, s'infléchissant en avant, elle perfore l'aponévrose, et s'ouvre dans la veine fémorale. Elle passe à cette
hauteur sur l'artère honteuse externe inférieure.

Sur son trajet, la veine saphène interne reçoit : 1° les veines
sous-cutanées de la partie antérieure et interne de la jambe;
2° les veines sous-cutanées de la cuisse ; 3° les veines hon-
teuses externes superficielles, provenant du scrotum; 4° les
veines sous-cutanées abdominales, qui descendent de la partie
antéro-inférieure de la paroi abdominale.

Le Dentu (thèse de Paris, 1867), a très bien étudié les anastomoses des vaisseaux veineux. Nous lui emprunterons la plupart des détails suivants :

1° Les anastomoses, avec la saphène externe, ont lieu par
des branches irrégulièrement disposées, qui unissent les ra-

meaux des deux vaisseaux, et par des branches régulièrement
disposées, qui réunissent les troncs des deux veines; celles-ci
existent au pied et à la jambe, et deux en particulier méritent
d'être notées : a) celle qui, de la terminaison de la saphène externe, se porte transversalement vers l'interne; b) celle qui,
née du même point, se porte en haut, d'abord placée dans
l'épaisseur du tissu cellulaire sous-cutané, puis ensuite remonte
sous l'aponévrose pour se jeter près du lac de la saphène. Cette
seconde anastomose a été bien mise en évidence dans un travail
de Giocamini, et décrite par lui sous le nom de veine fémoro-
poplitée.

2° Les anastomoses avec les veines profondes sont distin-
guées en directes ou intermusculaires, et en indirectes, ou
intramusculaires. Les premières sont fort riches, on les rencontre surtout au niveau des interlignes articulaires sur le bord
interne du pied, du cou du pied, où la saphène communique
avec les veines pédieuses et tibiales postérieures, et sur la jambe
où deux ou trois branches réunissent la saphène aux veines
tibiales antérieures. Les secondes sont peu nombreuses pour la
saphène interne; quelques-unes seulement se voient à la partie
supérieure de la jambe, traversant le soléaire.

Une troisième variété d'anastomoses existe, par communication longitudinale, partant d'un segment de veine compris
entre deux valvules, et même souvent dans un segment situé
au-dessous. D'après Verneuil et Le Dentu, ces anastomoses
n'auraient pas de valvules et seraient destinées à égaliser la
pression du sang dans différents segments intervalvulaires.

La veine saphène interne est en rapport intime :

1° Avec le nerf saphène interne, qui est tantôt situé en avant,
tantôt en arrière de la veine, et qui, le plus souvent, forme
autour d'elle un plexus très allongé ;

2° Les vaisseaux lymphatiques superficiels du membre infé-

rieur, cotoient la veine depuis son embouchure jusqu'au genou ;

3° Des filets nerveux abondants, résultant de l'anastomose
du saphène interne avec la branche accessoire ou interne, ou
petit nerf saphène, la recouvrent également, vis-à-vis le canal
de Hunter.

Il n'y a d'ailleurs pas, entre la saphène et ces filets nerveux, de rapports fixes déterminés.

Il est d'autres considérations à observer pour la saphène :
la saphène, qui présente un calibre moyen de 4 millimètres
dans sa portion jambière, et 5 à 7 millimètres dans sa portion
crurale, subit une dilatation considérable à sa terminaison.
Elle offre souvent un diamètre de 15 millimètres à cet endroit.
Là se produisent, ainsi que l'a démontré M. Decourtioux, des
ectasies ampulaires qui ont pu en imposer pour une hernie
crurale. La veine, avant de se jeter dans la fémorale, décrit une
crosse, ainsi que le fait la veine azigos, se jetant dans la veine
cave supérieure. Elle traverse une ouverture que les anciens
désignaient sous le nom d'anneau d'Hérapath. Ce n'est point
un anneau à vrai dire, c'est simplement une arcade aponévroti-
que, ainsi que le dit Tillaux, par-dessus laquelle passe la saphène. Cet anneau serait la cause de la dilatation considérable
subie par la saphène à son embouchure, dilatation que Cru-
veilhier appelle « lac de la saphène ». La quantité d'affluents
que le saphène reçoit à ce niveau, semble être tout autant
cause de la dilatation que l'anneau lui-même. Ce lac de la
saphène, qu'il importe de découvrir largement lorsqu'on veut
le lier ou le réséquer, se trouve quatre fois sur cinq environ
à 3 centimètres au-dessous de l'arcade crurale, ou mieux, à deux
travers de doigt au-dessous de la jonction du tiers interne et
moyen de cette arcade.

Au point de vue anatomie microscopique, les veines des

membres inférieurs sont plus épaisses et plus résistantes que les autres de l'économie.

« Contrairement à ce qui se voit sur les artères, dit Kolliker, la tunique fibreuse se compose de couches transversales et de coupes longitudinales. Les premières sont formées de tissu conjonctif ordinaire onduleux, traversé par des fibres élastiques fines et ondulées, et de fibres musculaires lisses, en grande quantité; les éléments musculaires sont fusiformes, longs de o millim. 5 à o millim. 9, larges de o millim. 9 à o millim. 15, et présentent tous les caractères des fibres cellules ordinaires. Les couches longitudinales sont constituées par de véritables couches élastiques, moyennes ou fortes, et réunies en forme de réseau.

» Dans certaines veines (poplitée, fémorale profonde, saphènes interne et externe), on trouve à la face externe de la tunique, une couche formée uniquement de réseau élastique fin, et de tissu conjonctif à fibres longitudinales. C'est la couche longitudinale de la tunique moyenne. Dans les autres veines, les éléments musculaires s'étendent même jusque dans les couches internes ; on voit alors immédiatement de la tunique interne, une couche transversale composée de fibres musculaires du tissu conjonctif, et de fibres élastiques, puis se succèdent régulièrement et alternativement des membranes réticulées longitudinales, et des fibres musculaires transversales mêlées de tissu conjonctif. »

Les veines des membres inférieurs sont pourvues de valvules. Elles ont été fort bien étudiées par Houzé d'Aulnoit (1854), et Klotz (1887). On les a divisées en valvules pariétales, situées le long des vaisseaux, et disposées par paires, et en valvules ostiales, situées dans les veines collatérales, un peu avant leur abouchement avec le tronc principal. On les trouve à la terminaison des veines intramusculaires et aux anastomoses directes des veines superficielles, avec les veines pro-

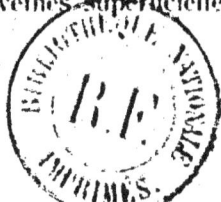

2

fondes. On a discuté sur le nombre de ces valvules : Sappey en admet 15 à 20. Cruveiller, 2 à 6. Selon Schwartz, elles sont plus abondantes sur la portion jambière de la saphène, où elles sont séparées par une distance de 3 centimètres environ.

Klotz dit que les valvules de la saphène interne seraient au nombre de 5, et plus souvent de 3 ; l'une occupe le lac de la saphène ; l'autre, l'union du tiers supérieur avec le tiers moyen ; la troisième, l'union du tiers moyen avec le tiers inférieur. L'orientation des valvules des veines saphènes et des veines profondes, est disposée de façon à permettre le cours du sang vers le cœur.

L'orientation des valvules dans les veines anastomotiques (qui unissent les saphènes aux profondes), est discutée.

Pour Houzé et Sappey, l'orientation est disposée de façon à permettre le cours du sang des veines profondes vers les superficielles. Braun prétend le contraire ; le courant du sang serait dirigé des veines superficielles vers les veines profondes ; il ajoute que le nombre de valvules capables de fonctionner diminue à partir de 25 ans et que nombre de ces veines anastomotiques sont dépourvues de valvules.

Klotz et Le Dentu concluent que les valvules sont disposées de façon à empêcher le sang de rétrograder vers les troncs mêmes des saphènes.

La disposition, indiquée par Houzé et Sappey, ne serait vraie que pour les veines du pied ; ce serait l'inverse pour la jambe et la cuisse.

PHYSIOLOGIE ET ANATOMIE PATHOLOGIQUE

Les varices reconnaissent comme causes générales : une pression sanguine anormale s'exerçant sur les parois des veines, et un état morbide de ces parois qui amoindrit leur résistance et permet leur distension (Forgue). La station debout ne peut être mise en doute comme facteur important de varices ; l'affection est trop fréquente chez les garçons de café, commis de magasins, repasseuses, imprimeurs... ; on ne saurait aussi nier l'influence d'états diathésiques tels qu'arthritisme, alcoolisme, saturnisme, dont les produits irritants agissent sur la paroi veineuse et engendrent des phlébites. Les microbes et leurs toxines ont aussi une action que l'on ne saurait nier. M. le professeur Forgue, dans son *Précis de pathologie externe*, que l'on consulte toujours avec tant d'intérêt et d'avantage, nous dit avoir vu trois fois la fièvre typhoïde déterminer chez des soldats exempts de toute varice à l'incorporation, des ectasies veineuses de marche rapide et progressive ».

Quelle que soit la théorie pathogénique que l'on adopte : troubles nerveux, diathèses, action mécanique, l'insuffisance valvulaire joue le plus grand rôle dans la permanence de la maladie et l'éclosion de ses complications : érythèmes, ulcères, hémorragies, douleurs, et c'est contre elle surtout qu'agit l'intervention.

Trendelenburg, qui était atteint de varices et qui fut guéri par l'opération, a bien mis en lumière les signes et la valeur de l'insuffisance valvulaire. Il les démontre par des expériences que l'on peut répéter soi-même sur chaque variqueux, et qui, quoique classiques, ne méritent pas moins d'être rapportées :

Première expérience. — « Le malade, couché horizontalement, les varices deviennent immédiatement plus petites et moins tendues; elles restent toujours modérément remplies tant qu'elles se trouvent au-dessous du niveau du cœur. Mais si l'on vient à élever la jambe, elles se videront d'autant plus qu'on l'élèvera davantage. Quand on aura atteint la perpendiculaire dans ce mouvement d'élévation, on verra le sang s'écouler avec une grande rapidité, et la pression atmosphérique appliquer la peau amincie sur les varices.

» Si, maintenant, la jambe étant toujours élevée, on amène la moitié supérieure du corps dans l'attitude demi-assise, de façon à ce que le cœur et la veine cave supérieure occupent un niveau plus élevé, la saphène se remplit de nouveau partiellement de sang et chez les sujets maigres, on peut nettement voir et sentir que le niveau du liquide dans la varice correspond à peu près à celui du cœur. De ces expériences, l'auteur conclut que la veine cave, la veine iliaque et la veine saphène se comportent comme un système de vases communiquants. La saphène dilatée forme, chez le malade couché, comme un manomètre relié à la cavité abdominale, manomètre si sensible, que la pression du doigt seul sur le ventre provoque une oscillation sur le niveau du liquide dans la saphène. »

Deuxième expérience. — « Si, le malade étant toujours couché, on élève sa jambe jusqu'à la perpendiculaire, pour faire remonter tout le sang du territoire de la saphène, et si l'on vient à comprimer le tronc de cette veine avec le doigt, on fait remarcher le malade, les rameaux afférents ne se remplissent plus immédiatement. Les varices ne commencent à se

remplir progressivement de sang qu'au bout d'une demi-mi-
nute, et tant que l'on continue la compression sur la veine,
la réplétion ne se produit que très lentement. Si on la cesse
brusquement au contraire, on voit immédiatement une grande
quantité de sang se jeter du haut en bas dans la saphène. Ce
ne sont pas seulement les varices de gros troncs veineux qui
sont influencées par ce reflux, mais aussi celles des plus petites
veines de la malléole interne et du dos du pied en tant qu'elles
appartiennent au territoire de la saphène.

L'anatomie pathologique confirme cette manière de voir ;
nous voyons en effet la saphène variqueuse dure, à parois
épaissies, avec lumière centrale simulant une artère raidie par
l'alcool. Les replis valvulaires sont introuvables, les valvules
sont déformées, ou en partie détruites, elles sont en tout cas
devenues insuffisantes. Si nous faisons une coupe, nous
voyons au microscope que la paroi interne n'est pas sensible-
ment épaissie, tandis que la tunique moyenne est 7 à 8 fois plus
considérable qu'à l'état sain. L'augmentation d'épaisseur
porte surtout sur les couches les plus internes de la tunique
moyenne, et tient au développement anormal du tissu conjonctif que l'on aperçoit sous forme de longs faisceaux séparés
par des cellules plates. Du tissu conjonctif néoformé sépare les
unes des autres les fibres lisses qui paraissent plus volumineuses
que sur une veine normale.C'est donc une vraie phlébo-sclérose
débutant par la partie interne de la tunique moyenne et l'en-
vahissant ensuite dans toute son étendue.

La lésion étant plus avancée, le tissu conjonctif remplace
presque complètement la tunique moyenne, et forme en grande
partie la paroi veineuse. A un degré plus avancé encore, l'in
filtration calcaire se produit, et les granulations déposées entre
les faisceaux fibreux transforment la veine en vrai tuyau rigide.
Les *vasa vasorum* acquièrent par place un tel développement,
qu'ils entourent la veine d'un lacis flexueux. A un dernier

degré enfin, les tuniques veineuses, confondues avec le tissu conjonctif ambiant, se distinguent à peine. Ces altérations veineuses entraînent fatalement des troubles dans les autres systèmes. Le système artériel est le premier frappé, les artérioles ont les parois sclérosées avec parfois des coagulations sanguines ; les artères sont atteintes d'endartérite (Quenu). Les nerfs sont atteints de névrite interstitielle. La peau des membres variqueux présente diverses lésions : l'eczéma chronique et les dermites diverses accompagnent ou précèdent la formation d'ulcères variqueux. Le chorion de la peau présente tous les signes d'un processus irritatif chronique ; les annexes de la peau, glandes sudoripares, appareils pilo-sébacés, sont atrophiés et disparaissent parfois. La couche de l'épiderme est souvent épaissie, la transformation éléphantiasique de la peau s'observe aussi fréquemment autour de l'ulcère.

Le tissu musculaire n'échappe pas à la dégénérescence ; il souffre dans sa nutrition, s'enflamme chroniquement, et se charge de graisse ; il subit parfois, spécialement autour des ulcères, la dégénérescence granulo-graisseuse.

Les aponévroses d'enveloppe ou intermusculaires s'épaississent et forment des canaux rigides qui englobent vaisseaux et nerfs.

INDICATIONS

Les varices sont une affection qui atteint toutes les classes de la société et tous les âges, mais les affectant de différentes manières. Pour les uns, ceux qu'une situation de fortune convenable dispense de tout travail contraire à l'hygiène des variqueux, elles ne sont qu'une gêne, une infirmité même qu'ils peuvent atténuer par les moyens palliatifs : bas à varices, bandages divers, repos répété et prolongé, aussi souvent que leur état le demande; pour les autres, les varices sont une incompatibilité réelle avec l'existence. Ceux en effet qui, peu fortunés, ne peuvent user des moyens ci-dessus, voient leur mal s'accroître au point de leur empêcher tout travail et toute fatigue auxquels les nécessités de la vie ouvrière les obligent cependant. Il y a déjà dans la différence sociale une indication importante pour l'intervention, mais on doit la placer après le degré et l'étendue de la lésion.

Les varices se présentent, en effet, à 3 degrés. Le premier degré consiste dans la dilatation simple des veines, due à l'altération des parois ; le deuxième degré, dans la dilatation inégale avec épaississement des parois ; le troisième degré consiste dans la dilatation inégale avec amincissement des parois.

Les varices se présentent encore sous différentes formes : les unes varices diffuses superficielles, d'autres varices localisées au tronc principal, c'est-à-dire sur le trajet de la saphène interne ; enfin, il existe les varices profondes. Ces dernières sont, bien entendu, en dehors de cause, l'intervention de la saphène ne pouvant les atteindre. Les varices diffuses superficielles n'ont pas à bénéficier non plus de la résection. Celle-ci s'applique donc surtout aux varices localisées au tronc principal, à la saphène ; le nombre des malades qui en sont atteints est d'ailleurs très grand. Les motifs qui poussent le malade à demander l'intervention sont : la difformité, l'incommodité, la douleur locale et la crainte des ruptures.

La difformité passe aujourd'hui au dernier plan ; il n'en était pas ainsi du temps des Romains ; on se souvient de Marius se livrant au chirurgien, parce que ses jambes et ses cuisses étaient « chose laide à voir ». L'incommodité, la gêne que le membre douloureux et gonflé apporte aux mouvements, l'impossibilité de longues marches, la fatigue de la journée, l'insomnie, sont une indication sérieuse à l'intervention.

La douleur n'a point la valeur indicatrice que l'on pourrait croire au premier abord. Elle n'est pas en rapport direct avec la gravité du mal. Certains malades, en effet, arrivent à l'ulcère sans avoir souffert. Elle est variable du reste quand elle existe, tantôt sourde, tantôt vive, tantôt brûlante, et souvent intermittente. Elle n'apparaît parfois chez le variqueux que par l'excès de fatigue, comme aussi elle peut se montrer dès le début du travail ou de la marche. Certains malades sont pris de crampes dans les mollets, d'autres éprouvent une sensation de brûlure à la jambe dès que les varices font saillie. Les paquets variqueux de la cuisse sont plus douloureux que ceux de la jambe. A l'œdème du membre s'ajoutent, par la fatigue et la station debout, des douleurs diverses : sensation de pesanteur, de plénitude, de distension, de chaleur. A cela s'ajoutent des démangeaisons, des fourmillements, des crampes. Verneuil a très bien étudié ces douleurs qui succéderaient, à son avis, aux varices profondes des muscles ; Quenu les attribue plutôt à des altérations du système nerveux périphérique. Elles seraient dues : 1° à la névrite interstitielle qui accompagne le travail phlegmatique général du membre malade ; 2° à la sclérose intra-fasciculaire ou péri-fasciculaire du nerf, due à la phlébite chronique de ses veines ; 3° à la compression par des paquets variqueux du nerf saphène interne.

Quelle que soit la cause de la douleur, elle est, quand elle existe, un facteur important pour l'intervention ; c'est elle, d'ailleurs, qui pousse le plus le malade à l'opération.

L'amincissement de la peau, précurseur de l'ulcère, est un signe plus pressant pour le chirurgien. La peau, une fois mal nourrie, la moindre érosion suffit pour produire l'ulcère et le manque d'antisepsie favorise son développement. Il est donc de toute importance d'agir avant la production de l'ulcère, qui peut guérir par le repos au lit, mais qui récidive avec la plus grande facilité.

La phlébite, plus rare que l'ulcère, est une indication plus urgente. Elle se présente, soit sous forme de phlébite adhésive spontanée, et est ainsi peu dangereuse ; soit sous la forme suppurée. Elle est alors une menace d'infection purulente, à laquelle on doit donner issue, comme à un abcès, et mieux, il faut extirper les vaisseaux malades. Les phlébites peuvent produire des plaques indurées, étendues, pouvant compromettre la fonction du membre, et produire des difformités des pieds et des orteils. Verneuil a signalé le fait dans la *Gazette médicale* (1890).

La rupture des varices menace tous les variqueux, elle est heureusement rare. Remy cite un exemple typique de rupture avec mort immédiate. Schwartz en rapporte un certain nombre de cas.

L'hémorragie survenue chez un variqueux est parfois mortelle, mais elle ne l'est pas le plus souvent. Elle se produit spontanément par l'effet d'un simple choc ou d'une pression

insignifiante ; elle résulterait d'une espèce de nécrose de l'épiderme. Les varices des petits vaisseaux y paraissent prédispo-
sées.

On devra donc intervenir quand on observera en un point,
une peau lisse, pigmentée, amincie, et de ce fait exposée à
céder au moindre traumatisme.

Doit-on attendre pour intervenir que le membre variqueux
soit ulcéré, douloureux et bosselé de gros paquets variqueux ?
Il semble que dès que l'insuffisance de la saphène est nettement reconnue, on ne doive point attendre, surtout chez les
gens pauvres qui ne peuvent se procurer ou renouveler leurs
bas, et sont exposés à la production rapide d'ulcères rebelles,
de phlébites, etc., accidents qui cèdent au repos, mais récidi
vent à la reprise du travail.

Il est des contre-indications que l'on ne saurait passer sous
silence. Elles sont d'ordre pathologique et d'ordre physiologique.

On ne devra point intervenir chez un brightique, pas plus
que chez un diabétique, l'examen des urines est donc du plus
haut intérêt avant l'intervention.

Les lésions cardiaques sont aussi une contre-indication.
L'asthme et l'emphysème sont considérés aussi comme défa-
vorables. Les prostatiques et les calculeux, sujets à la réten-
tion d'urines, ne devront point être opérés non plus. Les varices supplémentaires des règles seront respectées. L'absence de
troubles trophiques de la peau permet la temporisation.

Dans l'ordre physiologique, on devra tenir compte de l'état
social, de l'âge du sujet. On doit refuser l'intervention à des
hommes épuisés, même n'ayant pas dépassé la quarantaine (la
sénilité se mesurant plus à l'état des organes, qu'au nombre
des années de l'individu), et l'on obtiendra au contraire de
beaux succès sur d'autres qui ont atteint la soixantaine, mais

conservé leur santé. La grossesse est une contre-indication impérieuse. L'impossibilité de travail par surdité, cécité, paralysie ou autre infirmité doit aussi faire refuser l'intervention.

C'est entre ces nombreuses raisons pour et contre que le chirurgien aura à décider la nécessité ou le refus de l'opération.

TRAITEMENT

Le traitement des varices, ne rappelant que pour mémoire les moyens palliatifs, a consisté longtemps dans la ligature, soit simple, soit combinée, à la section de la veine.

On la pratique de différentes façons : Chaumette, Lombard, employaient la ligature percutanée en serrant la veine contre la peau. On fait la ligature sous-cutanée, en liant la veine seule par un fil dont les chefs sortent par la même ouverture cutanée. Enfin, dans la ligature à ciel ouvert, on découvre la veine et la sectionne entre deux ligatures.

La ligature se fait à trois travers de doigt au-dessus du genou, de façon à respecter l'anastomose de la saphène interne avec la saphène externe.

La ligature a donné d'excellents résultats. Trendelenburg émet, pour expliquer l'action de la ligature, l'hypothèse suivante : « Le sang qui, des capillaires pénètre dans les veinules d'origine de la saphène et dans les varices, est porté par les veines communiquantes dans une veine profonde. Ce sang ne remplira les varices à l'extrémité inférieure de la saphène que jusqu'à ce que la pression sanguine soit égale dans celle-ci et dans le segment de la veine profonde qui communique avec elle. Dès que la pression devient plus élevée, le sang s'écoule vers la veine profonde. Il est difficile de se représenter comment se fait la circulation avant la ligature ; il est certain que les conditions diffèrent suivant que les muscles sont ou ne sont pas contractés. Dans le premier cas, le sang est poussé par la *vis a tergo* dans les veines profondes, encore pourvues de valvules et dans le canal dilaté de la saphène. Quand les muscles sont en activité, l'action aspirante des valvules veineuses entre en jeu et le torrent sanguin avance plus rapidement dans les veines profondes, les conditions de pression étant ici plus importantes.

» Après la ligature, le sang, dans les varices et les veines, se trouve à une pression inférieure à celle qui règne dans la veine profonde correspondante, pression qui variera suivant que les valvules les plus voisines sont ouvertes ou fermées. Avant la ligature, ces varices et ces veines initiales supportaient, en outre, le poids de la colonne sanguine de plus de 1 mètre de hauteur, que constituent les veines saphène, fémorale, iliaque et cave inférieure.

» On voit clairement que l'influence de la diminution de pression, ne peut être favorable sur les varices et les veines terminales. Avant la ligature, les vaisseaux n'étaient que temporairement délivrés pendant le décubitus de la pression anormale ; maintenant ils le sont d'une façon définitive. Ils sont moins fortement remplis et retrouvent à la longue une partie de l'élasticité qu'ils avaient perdue. »

La ligature n'ayant donné que des résultats de courte durée, on a admis que la lumière des vaisseaux pouvait se rétablir et que l'opération était à refaire. Pour obvier à cet inconvénient, on a pratiqué la résection ou l'estirpation de la veine entre deux ligatures. Les uns font les ligatures avec résections veineuses combinées avec l'extirpation de paquets variqueux plus ou moins étendus ; d'autres, des ligatures étagées avec larges extirpations ; certains préfèrent une résection restreinte, suivant la méthode de Trendelenburg.

Le manuel opératoire de l'intervention est tracé par M. le professeur Forgue, dans le *Nouveau Montpellier Médical* (novembre 1895), et nous ne saurions mieux faire que de le reproduire en grande partie :

« La technique est celle d'une ligature artérielle : après injection cocaïnique sur le trajet, on incisera la peau sur une longueur de 5 à 10 centimètres, suivant que l'on voudra faire une ligature ou une résection ; on ouvrira la gaine celluleuse et on dénudera le vaisseau à la sonde cannelée ; la varice sera chargée sur l'aiguille de Cooper, portant un fil double. Avec la majorité des chirurgiens nous préférons lier le vaisseau à la soie stérile : sa lente résorption donne mieux que le catgut, une garantie contre la perméabilisation ultérieure des veines liées, éventualité dont les expériences de Minkewistch ont montré la posibilité. Nous ne savons point encore si, après la ligature, les tuniques veineuses se ramassent simplement sous la striction du fil et s'accolent sans solution de continuité comme le pensent Baumgarten, Malgaigne et Nicaise ; ou si, à l'instar des artères, les tuniques interne et moyenne se coupent, tandis que l'externe persiste et s'étire, ce qui comporte une plus ferme cicatrice. L'effet dépend probablement de l'état anatomique de la veine et du degré de striction. En toute hypothèse, il faut adopter un fil bien serré, qui ne soit point voué à une résorption précoce ; quelques-uns complètent cette précaution par la section de la veine entre deux ligatures. Il est indiqué, suivant le cas, de combiner les ligatures en série aux résections transversales. Si l'on rencontre au lieu d'un vaisseau simplement élargi, une veine inégalement épaissie et déformée, absorbée par des collatérales importantes, on portera les deux fils aux limites du tronçon ectasié et on extirpera ce dernier entre deux ligatures.

» La dissection de la veine variqueuse peut rencontrer des difficultés, les veines dilatées de la peau fournissent parfois une abondante hémorragie ; il suffit de faire éverser les lèvres de l'incision pour l'arrêter. Les adhérences avec les tissus ambiants, la friabilité des veines qui cèdent à la moindre traction et saignent, compliquent l'intervention. Il faut compter avec la remarquable réduction de volume que présentent les varices, si bien qu'une saphène de la grosseur du doigt, à l'état turgide, passe au volume d'une plume d'oie. L'isolement des filets nerveux, surtout de la saphène interne, si étroitement lié à la jambe avec la veine du même nom demande une attentive dissection. Le voisinage d'un ulcère contrarie l'asepsie ; il faut l'exclure en le couvrant d'épaisses compresses aseptiques de toute relation avec le champ opératoire ». L'opération terminée, on fait un pansement compressif au malade, qui doit garder le lit, et se tenir dans une immobilité absolue pendant quelques jours. Pour plus de sûreté, on peut mettre le membre opéré dans une gouttière.

Le malade, lorsque l'opération est bien faite, ne doit avoir ni fièvre ni souffrance. Vers le 10ᵉ ou le 15ᵉ jour, lorsque la plaie est cicatrisée, on enlève les fils et l'opéré peut recommencer à marcher. On a apporté quelques modifications à ce procédé sans en rien changer dans les temps principaux.

Schwartz traite les varices par l'excision veineuse avec l'ablation de grands lambeaux cutanés ; il résèque une grande partie des téguments avec les varices qui leur sont sous-jacentes. de façon à constituer un bas élastique comprimant, ou mieux, contenant les tissus sous-jacents. Tel est le procédé qu'il emploie lorsqu'il n' ya pas d'ulcère ; quand celui-ci existe, il tâche de l'enlever dans le lambeau cutané ; pour que l'enlèvement soit possible, il faut que l'ulcère ne dépasse pas en largeur le tégument à enlever et qu'il n'ait pas dépassé en profondeur l'épaisseur de la couche sous-aponévrotique.

Holtzmann, de Strasbourg, pratique, dans le cas où les ligatures de Trendelenburg ne lui paraissent pas suffisantes, à travers les varices en dedans ou en dehors et en dedans de longues incisions le long de la jambe, incisions qu'il réunit ensuite et qui produisent des obstructions veineuses multiples.

On s'est demandé si la résection ne produit pas des troubles consécutifs ; Rémy, jugeant d'après les résultats obtenus chez ses opérés, y répond d'une façon assez précise. La résection, d'après lui, d'une très grande portion des veines du mollet et de la cuisse, même depuis le tronc de la saphène interne jusqu'au triangle de Scarpa, ne produit aucun trouble dans la circulation du membre. Trendelenburg l'explique ainsi : « La saphène interne n'est pas la seule veine qui ramène le sang du territoire des saphènes. La saphène externe et les veines profondes de leur côté exercent une garde vigilante. »

La saphène externe, devenue malade à son tour, la poplitée, la fémorale et les veines profondes assurent encore la circulation.

Peut-on espérer par la résection obtenir la guérison complète du malade ? Il ne le semble pas, car on ne peut atteindre par l'opération le principal coupable qui, très probablement, est le système nerveux, mais on obtient toutefois une très grande amélioration. Nous voyons, en effet, s'améliorer et disparaître souvent même un grand nombre d'accidents dus aux varices : l'œdème disparaît ; les ulcères, qui sont dus d'une part aux troubles circulatoires, d'autre part à un état diathésique (arthritisme, herpétisme) bénéficient beaucoup de l'intervention qui en a fait disparaître le principal facteur, c'est-à-dire l'énorme pression de la colonne sanguine. Ne voit-on d'ailleurs pas souvent les ulcères guérir par le décubitus dorsal, qui fait disparaître l'action de la pesanteur et reparaître dès que les malades marchent.

Les phénomènes douloureux sont très atténués, la douleur disparaît la plupart du temps complètement.

Les troubles de la peau (érythèmes, eczémas) diminuent eux aussi considérablement.

RESULTATS ELOIGNES

Si l'on jugeait de la valeur thérapeutique de la résection par les résultats qui suivent immédiatement l'opération, il n'y aurait aucune réserve à faire sur les succès qu'elle compte. Le nombre d'opérations publiées, sans donner d'autres renseignements que le résultat immédiat et remarquable, est très grand. Il est vrai, que s'il est facile de dire qu'un malade est guéri en sortant de l'hôpital, il est plus difficile de le suivre. Nos statistiques hospitalières sont incomplètes à ce point de vue. Il ne s'ensuit cependant pas, de ce qu'un malade sort cicatrisé de la salle d'hôpital, qu'il est guéri, surtout quand il s'agit d'une affection aussi envahissante que les varices. Il faut, pour prouver la solidité du résultat, que l'opéré ait pu reprendre son travail que la marche et de la station debout ne le gênent pas outre mesure. Il faut encore que le membre désenflé ne redevienne pas œdémateux, qu'il ne se forme point de nouvelles variquosités. Nous voyons dans les diverses observations que nous relatons ci-après, que de nombreux malades sont atteints, après une période plus ou moins longue de guérison plus apparente que réelle, de varices atypiques, de paquets néoformés plus ou moins douloureux, survenant soit insidieusement, soit à la suite de traumatismes.

Nous ne voulons point par là condamner l'enthousiasme pour une opération, qui, depuis l'ère de l'antisepsie est à peu près sans danger, et qui a donné de si heureux résultats à beaucoup, mais nous en indiquons seulement l'insuffisance en bien des cas.

———————

OBSERVATIONS

OBSERVATION PREMIÈRE

(Inédite. — Due à l'obligeance de M. le professeur Reynès)

Paul Regnault, infirmier, 39 ans, entre le 5 août 1903, salle
Cauvière (Hôtel-Dieu de Marseille) n° 22. Varices, insuffisance
valvulaire, ulcère variqueux à la jambe droite.

Le 6 novembre, le docteur Auber pratique la résection de
la saphène. Incision au tiers moyen de la cuisse, recherche difficile. Oblige à léger décollement. Un peu de sphacèle superficiel de la peau.

Le malade sort le 23 novembre, allant très bien. Il revient à
l'Hôtel-Dieu en septembre 1904, n'ayant éprouvé qu'un sou-
lagement de peu de durée et décidé à une nouvelle intervention.

OBSERVATION II

(Inédite. — Due à l'obligeance de M. le professeur Reynès)

Sophie Al..., domestique, place Saint-Michel, âgée de 33
ans, entre le 28 juillet 1901, salle Sainte-Eugénie (Conception),
portant aux extrémités des deux jambes des lésions variqueu-

ses chroniques : légère ulcération, croûtes, pigmentation, poils disparus ou exagérés ; en somme, dermite chronique et ulcère variqueux léger.

Les lésions à droite siègent à la face interne, un peu au-dessus de la malléole interne. A gauche, les lésions siègent à la face externe, au même niveau qu'à droite. Vers le haut de la jambe, on sent quelques paquets de phlébo-sclérose. Aux cuisses, la femme étant jeune et grasse, on ne sent pas bien la saphène. On voit un peu la saphène à la cuisse gauche ; on voit surtout, partant de la saphène interne et se dirigeant sur la face antérieure et externe de la cuisse une veine collatérale élargie.

Aux deux jambes, on constate l'insuffisance valvulaire. Sous anesthésie chloroformique, M. le professeur Reynès pratique la résection bilatérale de la saphène interne et enlève 10 centimètres de la veine en liant les petites collatérales. Ligature à la soie. Sutures cutanées au crin.

Traitement de l'ulcère. — Grattage, frottage à l'éther, au sublimé. Gaze iodoformée, coton, compressions.

A l'examen, les veines enlevées sont tout à fait sclérosées, elles ont 2 millimètres de paroi. Calibre rétréci, dures au doigt, presque criantes. La veine droite est plus malade, plus épaisse. Sur le point enlevé, on voit justement une zone valvulaire. D'un côté, la valvule existe, de l'autre elle est entièrement résorbée.

La malade sort de l'hôpital guérie.

Madame Al..., que nous avons pu voir (elle est opérée depuis 3 ans et demi), nous dit qu'elle est restée longtemps très bien de ses jambes. Jusqu'à ces derniers temps, elle a pu travailler sans gène, ni la marche, ni la station debout ne la fatiguaient ; mais depuis un mois environ, elle a de nouveau ressenti du poids, de la gène, de la douleur parfois même, et elle a constaté de nouvelles sinuosités.

A l'examen, nous voyons en effet plusieurs réseaux de nodosités variqueuses, atypiques, disséminées de-ci de-là à la partie externe et postérieure de la cuisse particulièrement. On en voit aussi au côté interne de la jambe. La malade est d'ailleurs décidée à se faire enlever ces paquets variqueux, très confiante en une nouvelle intervention.

OBSERVATION III

(Inédite)

Collandeau Ed..., 52 ans, tailleur de pierre, entre le 11 juin 1901, salle Sainte-Eugénie, n° 19 (Conception). Varices aux deux jambes, dilatations serpentines, paquets phlébo-scléreux. Insuffisance valvulaire très nette, pas d'ulcère, peu de troubles trophiques cutanés.

Le malade, pris au service militaire, avait été exempté 20 jours après son incorporation, pour varices aggravées par la vie et les fatigues du régiment. Déjà variqueux à 10 ou 12 ans, son père était atteint de grosses varices.

Opération le 24 juin : Chloroforme. Excision de 8 centimètres au tiers moyen de la saphène interne du côté droit. Ligatures à la soie, sutures au crin, pansement au collodion.

Du même côté, dans la région poplitée, excision d'un paquet variqueux du volume d'une pièce de cinq francs. Excision de peau et veines à la fois, comme pour une tumeur, arrivant d'emblée sur le tissu cellulaire sous-cutané. Excision en losange. Les lèvres de la plaie se réunissent bien en tendant la peau, ce qui à cet endroit forme un bas variqueux naturel. Sutures au crin.

Le huitième jour, enlèvement des fils, cicatrice parfaite. Pendant quelques jours, il y a dans les régions veineuses sises au-dessous et au-dessus de la résection, un peu de gonflement, de la rougeur et de la douleur, mais sans fièvre. Ce fait semble être le résultat d'un travail de thrombose aseptique et d'organisation de caillots en vue d'une oblitération thromboso-sclérosante.

Sort le 4 juillet. Etat général excellent.

Le malade n'a plus souffert de sa jambe depuis cette époque, et nous le revoyons à l'hôpital en septembre et octobre 1904, où il vient subir la même opération à l'autre jambe.

Le malade se dit guéri complètement et est émerveillé de sa jambe dont il se sert comme au temps de son plus jeune âge, selon son expression. Toutefois, nous constatons à l'examen, des ilots variqueux en voie de formation, mais qui ne le gênent point. Le résultat au demeurant est excellent et se maintient bon malgré ces néoformations variqueuses.

Nous voyons opérer Collandeau du côté gauche, par M. le professeur Reynès, qui résèque la saphène depuis le creux poplité jusqu'à son embouchure dans la fémorale, sur une longueur de 30 centimètres environ. Il enlève plusieurs paquets variqueux sur le côté postérieur de la cuisse.

Le malade est bien actuellement et compte sur une guérison aussi durable que celle du côté droit.

OBSERVATION IV

(Inédite)

Mme Rosalie C.... rue de Bruys, 80, 59 ans, entre le 17 novembre 1902, à la salle Sainte-Eugénie, n° 10. Elle est variqueuse depuis son jeune âge.

Aux deux cuisses, grosses dilatations serpentines des saphènes. Ces dilatations existent à la face interne des jambes. A l'extrémité de la jambe gauche, grosse plaque, sèche, brune, avec petit point atteint d'ulcère croûteux. A droite, mêmes lésions, moins marquées. Des deux côtés, signes nets d'insuffisance valvulaire.

Le 22 novembre, M. le professeur Reynès enlève 12 centimètres de chaque saphène au milieu des cuisses, et réséque entre deux ligatures à la soie. Sutures cutanées avec griffes.

Examinées et coupées, les saphènes sont très épaissies; la droite ne montrer aucune valvule, la gauche, un renflement insignifiant.

La malade sort une quinzaine après être guérie.

Mme C..., que nous n'avons pu revoir, mais qui a répondu à nôtre requête, est bien depuis lors. Elle peut vaquer à ses occupations journalières. La marche et la station debout ne la fatiguent pas au-delà. Ne serait un peu de gêne, lorsque le travail a été trop prolongé, et quelques gonflements variqueux, elle serait complètement guérie.

OBSERVATION V

(Inédite)

Mme Allemand, 35 ans, entre le 20 mai 1902, salle Sainte-Eugénie. Ulcère variqueux à la jambe droite, et deux plaies à la face antéro-interne. Dilatation variqueuse à la jarretière. En haut de la cuisse, à cause de l'état d'embonpoint de la malade, on sent peu la saphène, mais les varices paraissent dues à l'insuffisance valvulaire.

Chloroforme. Excision de 12 centimètres de la saphène interne. Sutures au crin. Pansement au collodion. Pansement de l'ulcère.

Sort le 5 avril, plaie guérie. Ulcère presque entièrement fermé.

Revue le premier juillet. Résultat parfait ; plus de dilatation variqueuse, surface ulcérée cicatrisée.

A gauche, grosses varices ; petit ulcère menace. Depuis, la malade, que nous avons revue, se trouve bien de la jambe droite, quoique celle-ci présente de petits paquets néoformés, mais peu douloureux. Elle souffre de la jambe gauche, qu'elle hésite cependant à faire opérer.

OBSERVATION VI

(Inédite)

Mme Thérèse P..., rue Verrerie-Haute, 2, Montpellier, buandière, 48 ans, entre à la salle Dessault, n° 22, le 20 février 1895.

Elle a un ulcère à la jambe gauche depuis deux mois, à la face antéro-interne. Ayant ses varices depuis longtemps, elle était obligée au repos prolongé.

Les veines sont dures, saillantes. Périphlébite chronique. Artères dures, roulant sous le doigt.

24 février. — Excision entre deux ligatures à la soie, de 10 centimètres de la veine saphène interne, à son embouchure dans la fémorale (veine dure, épaisse, volume humérale).

2 mars. — Enlèvement des fils ; légères douleurs.

26 mars.— Ulcère guéri, varices moins volumineuses, moins ulcérées.

La malade sort de l'hôpital, guérie.

Nous adressant à la rue du Canal, 17, où elle habite actuellement, elle nous répond qu'elle va très bien depuis son opération, qu'elle n'a jamais souffert depuis de ses jambes, et qu'elle peut supporter sans gêne les fatigues les plus fortes.

OBSERVATION VII

(Inédite)

P..., employé de tramways, atteint de grosses varices à la jambe gauche. Pas d'antécédents variqueux dans sa famille. Exempté du service militaire pour ses varices, peu volumineuses à cette époque. Celles-ci ayant notablement augmenté de volume, le malade se décide à être opéré.

Opéré le 12 février 1902, par M. le professeur Forgue, le malade sort de l'hôpital trois semaines environ après, guéri.

Depuis cette époque, P..., qui est conducteur à la Compagnie des tramways, et par conséquent obligé à la station debout prolongée, et à de longues fatigues, les supporte sans gêne ni douleur. Il porte par précaution, dit-il, un bas, mais est guéri de sa jambe.

OBSERVATION VIII

(Due à l'obligeance de M. le professeur Forgue

T..., menuisier, est atteint de grosses dilatations variqueuses, qui l'ont exempté du service militaire, et ne tardent pas à lui rendre absolument impossible son travail à l'atelier. Le malade, décidé à l'intervention, entre à l'hôpital le 14 janvier, et est opéré le 16, par M. le professeur Forgue, qui résèque la saphène, sur une longeur de 15 centimètres environ. Les suites

de l'opération sont normales ; pas de fièvre ni de douleur. T...
quitte l'hôpital, le 17 février, guéri ; il peut reprendre son travail de menuisier une quinzaine après. Il n'a jamais été incom-
modé depuis cette époque (plus de 8 ans), par ses varices,
malgré la station debout continuelle et les longues fatigues de
l'atelier. Nous avons pu le revoir ; sa jambe ne révèle rien
d'anormal, et il ne reste de son infirmité passée qu'une cicatrice
très régulière.

Observation IX

T..., homme d'équipe à la gare de Cette, présente sur la
jambe gauche de grosses dilatations variqueuses qui le font
proposer pour la réforme par la Compagnie.

Le malade a aussi une hernie inguinale gauche, et une
pointe de hernie à droite.

Entré dans le service de M. le professeur Forgue, il est
d'abord opéré de ses hernies, et trois semaines après (17 février 1903), il subit la résection de la saphène sur une longueur
de 15 à 20 centimètres à la cuisse, et de 10 à 15 centimètres
au tiers supérieur de la jambe.

Les suites de l'opération sont normales ; pas de fièvre ni de
douleur, et le malade sort guéri, après cette triple intervention.

Il est aujourd'hui très bien et supporte sans gêne ni douleur les fatigues du service à la gare, qu'il a repris, et qu'il
assure depuis sans interruption.

N'ayant pu obtenir les renseignements de nombreux autres
malades, que nous nous proposions d'insérer dans notre thèse,
nous relevons rapidement diverses observations empruntées

surtout au docteur Rémy, au docteur Charrade, et au professeur Jaboulay.

1° M..., Caroline, cuisinière, opérée en décembre 1889. Varices des grosses veines, compliquées de varices profondes et ulcère des deux jambes avec œdème; douleur. Revue en 1896, six ans après; elle est très bien; la douleur a disparu, la cicatrice est parfaite. Les ulcères n'ont pas récidivé. Reste une grosse tache d'eczéma. Elle peut reprendre ses occupations.

2° G..., Adrienne, cuisinière, opérée en décembre 1890, pour varices des grosses veines, avec ulcère grand comme une pièce de 5 francs, sur la jambe gauche. Revue six ans après; la malade a repris son métier, peut rester debout toute la journée, et faire de longues courses; l'induration autour de l'ulcère a disparu; la cicatrice et la peau voisine sont devenues souples. Les varices et l'ulcère n'ont pas reparu.

3° Planel Ant..., 24 ans, opéré en décembre 1890. Varices circonscrites des grosses veines. Revu 6 ans après, le malade n'a pas de douleur ni de fatigue pendant son travail, qui l'oblige à rester longtemps debout. La jambe gauche est revenue à son état naturel. Pas de récidive.

4° Gonvert Nicolas, gardien de la paix, 33 ans, opéré en mars 1890. Varices circonscrites des grosses veines. Revu 5 ans après, guérison complète, disparition des douleurs. Pas de récidive.

5° Hachpield J..., charpentier, opéré en janvier 1891, âgé de 55 ans. Varices des grosses veines, très étendues aux deux jambes; gonflement. Revu 4 ans après, le malade porte encore un bas, marche sans douleur ni fatigue. Retour absolu des fonctions des membres.

6° Baumier Emile, 44 ans, journalier. Varices des grosses veines, à reflux cardiaque, avec ulcère de 10 centimètres sur 5, de la jambe gauche: la face profonde de la peau est couleur chamois. Opéré en octobre 1893, et revu en 96, Baumier se porte très bien ; pas de récidive, ni du côté de l'ulcère, ni du côté des varices.

7° Richardot Alfred, 23 ans, maçon. Varices étendues des grosses veines de la jambe droite compliquées de gros ulcères incurables. Opéré en novembre 1890 et revu deux et quatre ans après, Richardot, qui est soldat, peut faire des marches de 20 à 30 kilomètres par jour avec le sac, sans fatigue particulière.

8° Privé François, tonnelier, 42 ans. Varices étendues des grosses veines de la jambe. Opéré en mars 1894, revu en 1900, la guérison qui a suivi l'opération s'est maintenue ; les paquets variqueux du mollet ont beaucoup diminué, mais il reste de nombreuses variquosités bleuâtres sur le dos du pied.

9° Lelavre Isidore, 50 ans. Varices circonscrites. Opéré en septembre 1893, revu en 96, le malade est guéri et n'a pas eu de récidive.

10° Kribles Léon, 28 ans, garçon pharmacien. Varices généralisées, avec ulcère de la jambe gauche. Opéré en 1889 et revu un an plus tard, n'a pas eu de récidive ; l'ulcère guéri n'a pas reparu.

11° Work Cyrille, 17 ans. Opéré en avril 1889 pour varices généralisées, sans ulcère de la jambe droite, est revu 18 mois plus tard, satisfait de l'opération ; il n'a pas eu de récidive.

12° Brault Louis, employé de chemin de fer. Varices des grosses et petites veines, avec hyperostose sur les deux jambes avec ulcère large ; opéré en décembre 1889, est revu 3 ans après ; la peau est souple et glisse sur les parties profondes. Le malade a repris son travail, sans récidive.

13° Diehl Jean, 28 ans. Varices circonscrites de la jambe gauche. Opéré en 1889, est vu un an après en bon état.

14° Julien Jules, 30 ans, employé de commerce. Varices étendues des grosses veines sur les deux jambes, avec ulcère au début. Opéré en mars 1890, revu un an après très satisfait ;

pas de récidive; varices disparues. Le malade a repris son travail sans douleur ni gêne.

15° Planel Benjamin, 21 ans, gardien de la paix. Opéré en novembre 1890, pour varices circonscrites de la jambe gauche; revu en mai 1892, vaque à ses occupations journalières sans gêne.

16° Guillaume Félix. Opéré en décembre 1890, pour varices de la jambe gauche. Revu en mai 1892, est guéri complètement.

17° Griscin, 37 ans. Opéré vers la même époque que le précédent, pour varices étendues des grosses veines de la jambe gauche, avec ulcère incurable; revu deux ans plus tard, le malade a repris son métier avec succès.

18° Fouquier, 18 ans, employé d'usine. Varices généralisées des grosses veines à la jambe gauche, avec douleur. Opéré en juin 1891, le malade est revu un an après; il fait tous les jours de longues courses, sans douleur ni fatigue.

19° Chambouger J..., 59 ans, charretier. Varices des grosses veines, localisées; paquets variqueux. Opéré en octobre et décembre 1887, le malade est suivi pendant 8 ans. Il paraît guéri pendant plus de 4 ans. Il entre dans le service du docteur Reynier pour une phlébite. Il ne pouvait plus marcher, avait la jambe enflée, avec des tumeurs veineuses au genou et au pli de l'aine. Nouvelle ligature de la saphène; une nouvelle phlébite se développe avant la cicatrisation de la plaie. En 1893, il rentre à nouveau chez le docteur Rémy et est traité par le repos. En 1895, nouvelle apparition du malade. La phlébite est circonscrite, mais les dilatations variqueuses persistent. Pas d'opération possible. En 1896, le malade revu, présente des lésions variqueuses accentuées, après une longue amélioration.

20° X..., téléphoniste, 59 ans. Varices très prononcées avec ulcère de la jambe gauche; troubles trophiques, œdème, douleur. Opéré en 1888, revu 6 ans après, le malade avait encore des paquets variqueux disséminés, mais le membre avait diminué et repris sa force. Il fait tous les jours une longue course sans fatigue ni douleur. Grande amélioration.

21° X..., garçon boucher, 45 ans. Varices aux deux jambes; opéré en 1888, revu en 1890, grande amélioration. La force est complètement revenue, mais la jambe opérée conserve ses paquets variqueux.

22° Ch... Henri, 44 ans, charretier. Opéré deux fois de suite par le docteur Rémy, pour cyanose variqueuse, mais sans succès. Les varices et les ulcères se reproduisent rapidement.

23° Thibault, 50 ans, charretier. Varices étendues des grosses veines, avec ulcère. Opéré en décembre 1889, revu 5 ans après, l'ulcère est presque circulaire. Il n'avait rien ressenti pendant quatre ans, mais après un accident de voiture, la jambe est devenue le siège d'un ulcère. Revu encore en 1895, son ulcère est guéri, mais le bas de la jambe est serré par un anneau cicatriciel, son pied est gonflé, et menacé d'éléphantiasis.

24° Richer Eugène, 50 ans. Varice des grosses veines de la jambe, superficielles et profondes; ulcère à la face externe. Opéré en septembre et novembre 1892, l'ulcère guérit, mais peu de temps après, il se produit un nouvel ulcère derrière la malléole interne. Le membre inférieur est envahi par les varices jusqu'à la dernière limite.

25° Ratier Désiré, charretier. Grosses varices généralisées de la jambe droite, avec ulcère incurable. Opéré en 1889, meurt par lymphangite peu après.

Observations empruntées au docteur Charrade

26° Nicolas M., 34 ans, employé de commerce. Varices de la jambe gauche, avec douleurs. Opéré en août 1885, revu en 1891 (6 ans après), n'a pas eu de récidive de varice, ni douleur.

27° Charles F..., garçon d'écurie. Varices de la jambe gauche, compliquées d'ulcère. Opéré en avril 1891, revu 13 mois après, la guérison persiste ; l'ulcère ne s'est pas reproduit.

Observations empruntées au docteur Robin.

29° B..., garçon boulanger, 26 ans. Varices de la jambe droite, avec ulcère, opéré en août 1888 ; se suicide en juillet 1896, huit ans après environ. Le malade n'avait eu ni récidive ni douleur.

30° X..., ouvrier, 55 ans. Varices aux deux jambes avec ulcère de la jambe droite. Opéré le 14 février 1893 ; revu 3 ans après, la jambe droite est en très bon état, les veines sont apparentes et peu dilatées. La peau est pigmentée, mais moins rouge qu'autrefois, l'ulcération ne s'est pas reproduite.

Observation empruntée au professeur Jaboulay

31° Mlle M. R..., demoiselle de magasin, 33 ans. Varices de la jambe gauche avec œdème, fourmillement, crampes, douleurs et démangeaisons. Opérée en février 1893, revue en 1899, la malade ne souffre plus, l'œdème n'a jamais reparu, les douleurs non plus. Les paquets variqueux, très diminués, existent encore un peu, la démangeaison a reparu et incommode la malade.

32° Enfin, un des succès opératoires de la résection, qu'il serait impardonnable de ne pas rappeler, puisqu'il a été la source de travaux remarquables, est la guérison de Trendelenburg. Atteint de varices, Trendelenburg se fait opérer et est définitivement guéri de son infirmité.

———

CONCLUSIONS

La résection des veines variqueuses et de la saphène en particulier, sur une longueur de 10 à 15 centimètres, est le procédé de choix dans le traitement des varices pour en obtenir la guérison.

Ce procédé a l'avantage de supprimer les vaisseaux malades et, de ce fait, supprimer ou diminuer les douleurs, les crampes, les fourmillements, la gêne dans la station debout et dans la marche. Ce tout qui, d'un variqueux fait presque un infirme, disparaît ou est atténué pour longtemps.

Les varices diminuent et finissent par disparaître, et ce n'est généralement qu'après une période assez longue de 4, 5 ans et plus souvent quand la récidive se produit, que l'on voit apparaître de nouvelles varicosités peu douloureuses et moins gênantes pour la plupart des cas que les varices premières.

L'opération a sur l'ulcère une action curatrice : on voit souvent guérir après l'intervention des ulcères jusque-là rebelles à tout traitement.

Les troubles de la peau, eczéma, pigmentation de la peau, dermites diverses, diminuent et disparaissent peu à peu par le fait de l'intervention.

La résection agit très bien sur la phlébite variqueuse contre laquelle on n'osait intervenir autrefois.

La résection de la saphène, accompagnée de l'excision des gros paquets variqueux disséminés çà et là sur tout le membre n'assure pas, il est vrai, la guérison pour toujours des varices, puisque nous constatons dans nos observations la récidive pour un tiers environ des cas. Toutefois, elle produit une amélioration telle que l'infortuné rendu incapable par l'état de ses jambes de gagner son pain, le peut après l'intervention avec un minimum de gêne et sans douleur.

L'intervention n'est pas moins appréciable dans ses heureux résultats pour ceux qui, par leur état social peuvent user largement des moyens palliatifs ordinaires ; au contraire, chez eux la fatigue étant évitée, la récidive paraît moins à craindre.

Au demeurant, la résection donne dans la plupart des cas une guérison suffisante et durable, si ce n'est absolue, qui la légitime complètement.

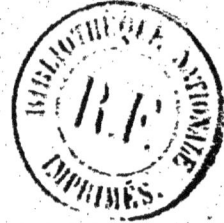

BIBLIOGRAPHIE

Bournier. — Varices. Encyclopédie.

Broca. — Thèse de Paris 1886

— Revue de chirurgie, 1889.

Cailloté. — Thèse de Paris, 1898-99.

Chabenal. — De la mort subite par embolie pulmonaire dans les veines enflammées.

Chabrade. — Thèse de Paris, 1892.

Cordebard. — Thèse de Paris, 1893.

Coudert. — Thèse de Paris, juin 1898.

Delbet. — 13ᵃᵉ Cong. inter. de méd sect. Path. gen. in Semaine méd. nº 36, 29 août 1900.

— Presse médicale, 28 mai 1901.

Paul Delbet. — Presse médicale, nº 73, 13 octobre 1902.

Delmont. — Thèse de Paris, 1869.

Delore. — Congrès français de chirurgie., Lyon 1894.

Durand. — Thèse Paris, 1902

Durante de Rome. - In Semaine méd., 4 octobre 1899.

Estienny. — Thèse Toulouse 1893.

Faisst. — Beitrage zur chirugie vol. XVI 1895.

Forgue. — Nouveau Montpellier Médical, novembre 1895.

Forgue et Reclus. — Thérapeutique chirurgicale vol. 1, pages 431-444.

Fougères. — Thèse Paris, 1898-99.

Georgeswicht. — Thèse Paris, 1895.

Guéribeau. — Thèse Paris, 1898

HALLOPEAU. — Annales de dermatologie, 1892.

JOUSSEAUME. — Thèse de Paris, 1852.

LE DENTU. — Thèse de Paris, 1867.

— Bull. Soc. An. 2ᵉ série.

LISFRANC. — Acad. de médec., sect. de chirurgie, 21 juin 1897.

MADELUNG. — XIIIᵉ Congrès de chirurgie all., 1884.

QUÉNU. — Article « varices » du traité de Duplay et Reclus tome II, page 229.

— Bull. de soc. méd de l'Elysée, février 1890.

— Bull. société de chirurgie 1891.

— Sixième Congrès français de chirurgie, 1892.

RÉMY. — Bull. général de thérapeut., 30 mars 1897.

— Congrès français de chirurgie 1892.

— Bull. gén., de thérapeut., 1895.

RIGNIER. — Thèse Paris, 4 juillet 1900.

RIOLACCI. — Loire médicale, 1897, page 169.

ROBIN (Simon). — Thèse Paris, 1895-96.

ROBINEAU. — Thèse Paris, 1898

SOULIÉ. — Société de chirurgie, 21 mars 1901.

SCHWARTZ. — Nouv. dict. de chirurg. et de méd. pratique, 1885.

— Art. « varices », Traité de chirurg. Le Dentu et Delbet T. IV, page 403.

— Revue génér. de cliniq. et thérapeut. 1883, page 65, 68.

— Rev. génér. de cliniq. et thérap., 1893, page 337.

— Bull. Soc. de chirurg., 1898, pages 126 et 368.

TRENDELENBURG. — Beiträge zur Klinische 1891, v. VII pages 195-210.

VALETTE. — Cliniques chirurgicales, 1895.

VERNEUIL. — Archives de médecine, 1887.

— Gazette hebdomadaire, 1861.

— Revue de méd. et chirurg., 1854-55.

— Thèse 1853.

VAN HIRCHTER. — Journal de méd., chirurgie et pharmacologie, Bruxelles 1889.

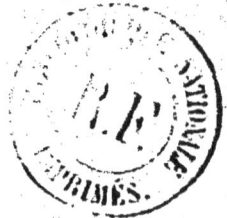

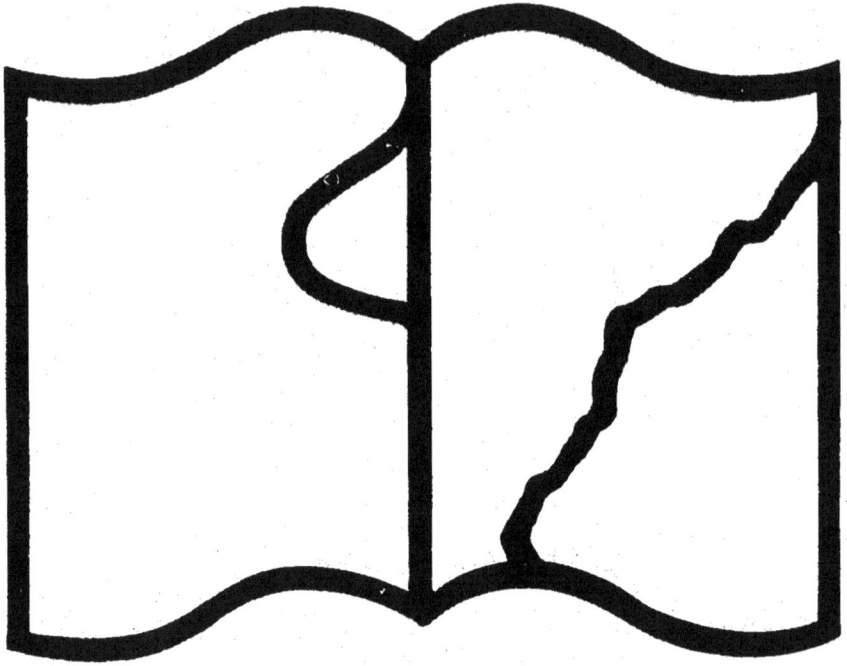

Texte détérioré — reliure défectueuse

NF Z 43-120-11

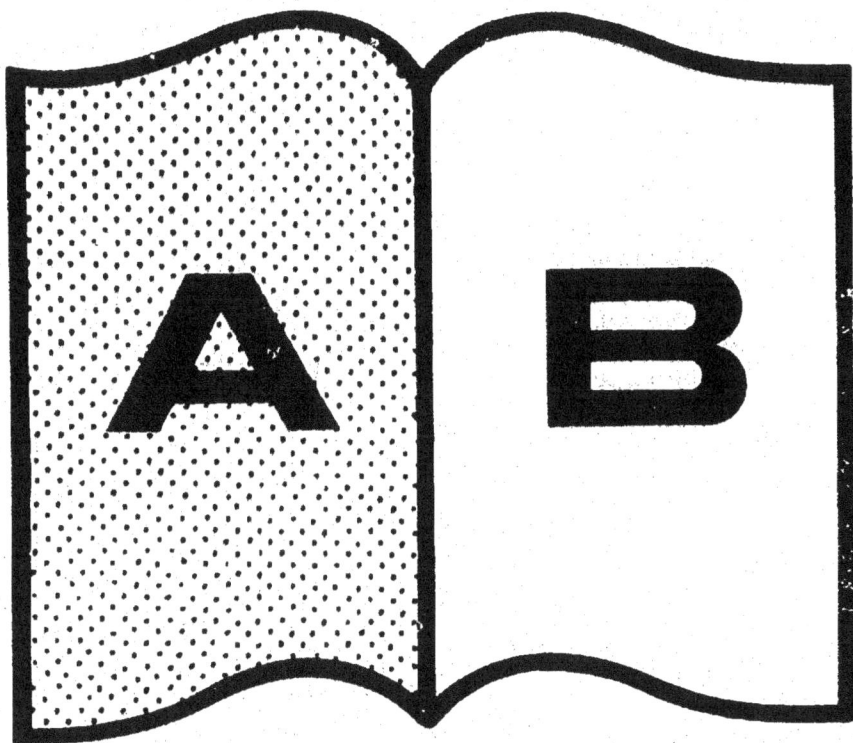

Contraste insuffisant

NF Z 43-120-14

www.ingramcontent.com/pod-product-compliance
Lightning Source LLC
Chambersburg PA
CBHW050547210326
41520CB00012B/2747